Te $\frac{96}{6}$

LE DIABÈTE

SON TRAITEMENT PAR LES EAUX DE VICHY

ET SA PATHOGÉNIE

PAR

LE DOCTEUR MAX. DURAND FARDEL

Médecin-Inspecteur
des sources d'Hauterive à Vichy.

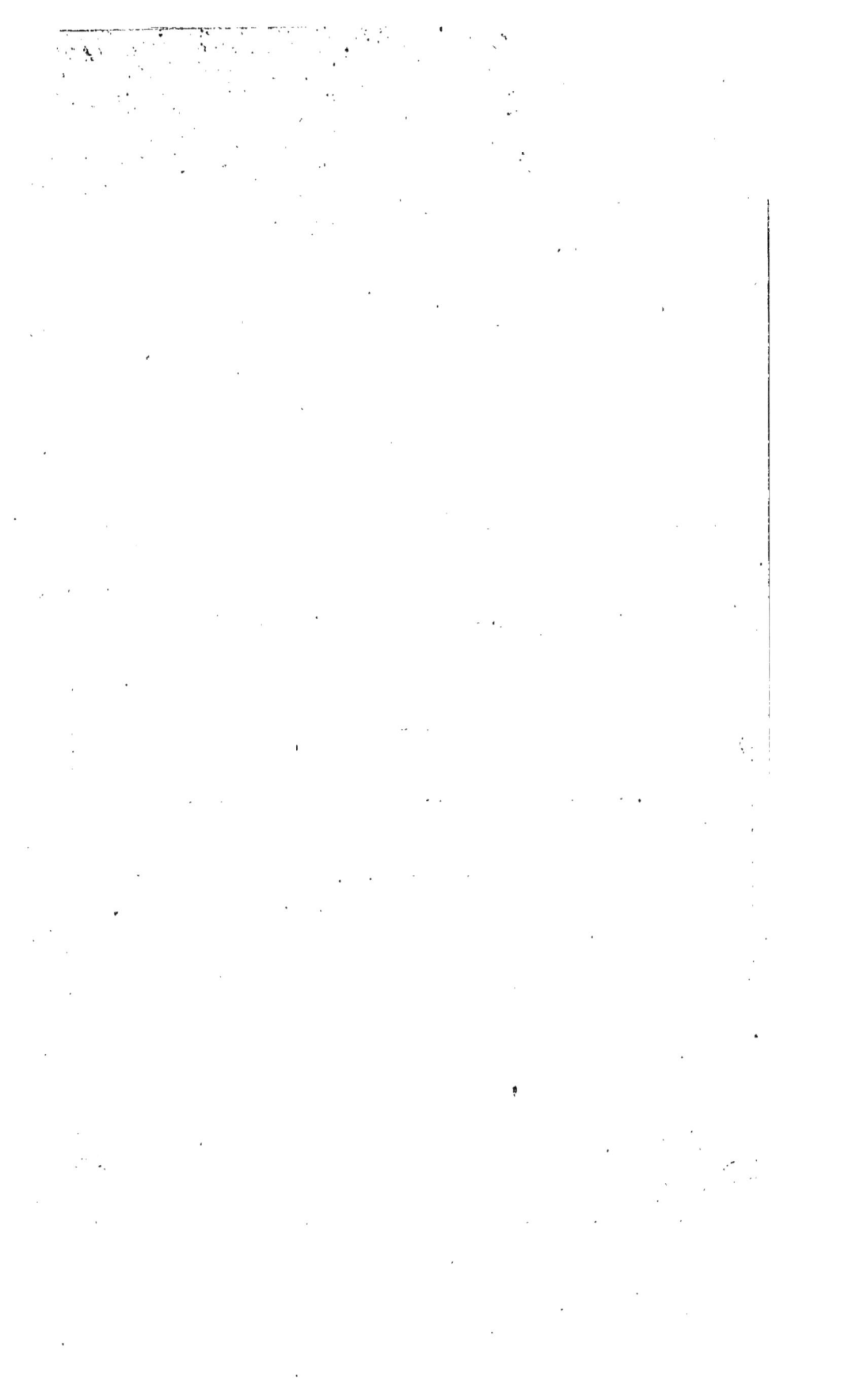

LE DIABÈTE

SON TRAITEMENT PAR LES EAUX DE VICHY

ET SA PATHOGÉNIE

LE DIABÈTE

SON TRAITEMENT PAR LES EAUX DE VICHY

ET SA PATHOGÉNIE

PAR

LE DOCTEUR MAX. DURAND FARDEL

Médecin inspecteur des Sources d'Hauterive, à Vichy,
Secrétaire Général de la Société d'Hydrologie médicale de Paris,
Membre correspondant
de l'Académie Impériale de Médecine de Paris,
des Sociétés de Médecine de Vienne, Leipsick, Constantinople, Lyon
Nantes, Clermont-Ferrand, etc.,

CHEVALIER DE LA LÉGION D'HONNEUR

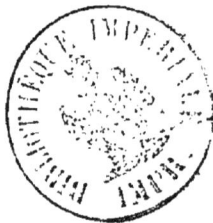

PARIS

CHEZ J.-B. BAILLIÈRE & FILS | ET GERMER BAILLIÈRE
19, rue Hautefeuille. | 17, rue de l'École-de-Médecine

1862

LE DIABÈTE

SON TRAITEMENT PAR LES EAUX DE VICHY

ET SA PATHOGÉNIE

La question du diabète et de son traitement offre par elle-même un intérêt qui s'accroît encore des travaux et des découvertes dont elle a été récemment l'objet.

Je me propose d'exposer ici les résultats d'une pratique déjà assez longue près des eaux de Vichy. Je présenterai ensuite quelques idées nouvelles sur la pathogénie de cette maladie.

I.

J'ai sous les yeux 122 observations de diabétiques traités par moi-même à Vichy, dont 93 hommes et 29 femmes.

L'âge a été noté dans 119 cas et se répartit ainsi :

	Hommes.	Femmes.	Total.
De 10 à 14 ans...	0	1	1
De 15 à 19 ans...	1	3	4
De 20 à 29 ans...	3	2	5
De 30 à 39 ans...	10	4	14
De 40 à 49 ans ..	22	5	27
De 50 à 59 ans...	24	8	32
De 60 à 69 ans...	27	5	32
De 70 à 75 ans...	4	»	4
	91	28	119

Sur ces 122 individus, 77 ont subi un seul traitement, sous mes yeux du moins ; 45 sont revenus à Vichy deux ou plusieurs années, et ont pu être ainsi soumis à une observation ultérieure.

Tous ces malades avaient été soumis, avant leur arrivée à Vichy, à un traitement préalable. La base de ce traitement avait toujours été le régime approprié, plus ou moins sévèrement ordonné et suivi, et, dans une moindre proportion, des toniques divers, souvent de l'eau de Vichy transportée.

Sauf de très-rares exceptions, les premiers effets de ce traitement avaient été favorables. On sait en effet que, dans l'immense majorité des cas, la privation des féculents détermine immédiatement, et dans une certaine proportion, une diminution de la soif, de la quantité des urines et de leur qualité sucrée, et des différents symptômes concomitants.

Ne pouvant ni reproduire ici ces observations ni en faire l'objet de tableaux suffisamment intelligibles, j'analyserai d'une façon aussi claire que possible l'ensemble des résultats qu'elles m'ont fournis, de manière que cette analyse donne une idée aussi précise que possible de ce que l'on peut attendre d'un semblable traitement dans cette maladie.

J'ai dressé une première catégorie de malades chez lesquels le diabète avait été reconnu, et par conséquent un traitement approprié mis en œuvre, à une époque peu éloignée, ainsi depuis dix jours jusqu'à trois mois. On peut admettre que, dans la généralité au moins de ces cas, la maladie n'avait encore subi que d'une manière incomplète l'effet de ce traitement antérieur, et que le traitement thermal est venu simplement prendre une part aux résultats ultérieurement obtenus.

Ces cas sont au nombre de 34.

Sur 25 on a constaté, après le traitement thermal, des résultats favorables, c'est-à-dire que la quantité de sucre constatée auparavant avait diminué ou disparu, et que la santé générale, de même que les symptômes propres au diabète, avait subi une modification heureuse et plus ou moins prononcée.

Voici, dans les 9 cas moins bien traités, ce qui a été observé.

5 fois (4 cas récents et 1 cas où la durée n'est pas signalée), les résultats du traitement ont été très-vagues, et il n'y a pas eu, à proprement parler, d'effet immédiat.

Dans un cas datant de plusieurs années, reconnu depuis trois semaines, le sucre a disparu, mais la faiblesse est restée très-grande, et une anasarque des membres inférieurs, préexistante, s'est accrue.

Dans un autre, datant de deux ans, reconnu seulement depuis deux mois, il y a eu une certaine amélioration des symptômes diabétiques, mais il est survenu une anasarque des membres inférieurs, et aujourd'hui, huit mois après, l'état de la malade est toujours très-grave.

Dans un autre, il y a eu retour notable vers la santé, persistant au bout d'une année, mais la quantité de sucre n'a jamais été modifiée.

Enfin, dans un dernier cas, après une amélioration assez prononcée, les symptômes diabétiques ont reparu à Vichy même, avec une nouvelle intensité, et la mort est survenue trois mois après, par les progrès mêmes de la maladie.

Parmi les 24 cas où une amélioration formelle a été constatée :

9 ne dépassaient pas une année, 6 dataient de un à deux ans, 8 de deux à six ans ; une fois la durée n'est pas indiquée.

12 de ces malades sont revenus à Vichy deux ou un plus grand nombre d'années.

Deux fois, la guérison a pu être constatée au bout de deux ou trois ans.

Dans 9 autres cas, la santé s'était conservée satisfaisante en général, mais il survenait des rechutes qui nécessitaient un traitement sévère, et que le retour à Vichy ne manquait pas d'amender.

Dans un dernier cas, il semblait, au bout d'un an, que le diabète fût guéri ; mais peu après ont apparu les symptômes d'un ramollissement cérébral, arrivé, à l'heure où j'écris, à sa dernière période.

Quant aux 2 cas de guérison, en voici l'analyse :

Une jeune fille de dix-huit ans était diabétique depuis un an, et en traitement depuis un mois, quand elle commença le traitement thermal. L'urine contenait 78 grammes de sucre. Les forces étaient fort amoindries, la maigreur très-grande, la soif encore très-vive. Bien que le sucre et les symptômes diabétiques eussent notablement diminué pendant la cure, la malade quitta Vichy dans un état en apparence encore assez inquiétant. Cependant, quoique le régime ne fût pas suivi d'une manière exemplaire, les forces revinrent peu à peu. L'année suivante, il n'y avait plus qu'un léger degré de diabète. La guérison fut complète après la cure, et depuis deux ans ne s'est pas démentie.

Un homme de quarante-six ans, très-vigoureux et d'un assez grand embonpoint, devint diabétique, sans cause connue, sauf de grands soucis d'affaires, et vint à Vichy quatre mois après l'invasion probable de la maladie. Il avait perdu 10 kilogr. de son poids en trois mois, mais l'urine ne contenait que peu de sucre. Peu de temps après la cure, le sucre cessa de se montrer, et n'avait pas reparu un an après sa disparition. Le régime n'était que peu suivi, et la santé générale très-bonne.

Une deuxième catégorie renferme des malades qui se trouvaient soumis à un traitement méthodique, depuis trois mois jusqu'à plusieurs années. Ces nouveaux faits sont plus importants que les précédents, puisqu'ils supposent que les malades avaient obtenu tout ce qu'ils pouvaient de leur traitement, et que par conséquent les effets ultérieurement obtenus devaient être mis plus exclusivement sur le compte du traitement thermal.

Nous trouvons dans cette catégorie 63 cas, dont 8 doivent être exclus faute de détails suffisants.

Sur les 55 qui restent, 42 ont obtenu une amélioration portant, dans des proportions variées, et sur l'état général et sur la proportion du sucre ;

9 n'ont obtenu qu'une amélioration trop peu prononcée pour que l'on doive en tenir compte ;

2 n'ont présenté aucun changement dans leur état ;

2 ont mal supporté le traitement.

Sur les 13 malades qui n'avaient pas fourni de résultats satisfaisants, la maladie avait duré :

6 fois, moins d'une année ; 3, d'un à deux ans ; 3, plus de deux ans ; une fois, un temps indéterminé.

Dans 42 cas, le traitement a exercé une action évidemment favorable.

Deux fois, cependant, malgré un retour remarquable de la santé, le sucre n'avait pas sensiblement diminué.

19 de ces malades ont été soumis à

une observation ultérieure au bout d'une ou de plusieurs années.

2 d'entre eux paraissaient guéris. Chez l'un d'eux, cependant, le diabète avait été remplacé par une diarrhée chronique. Était-ce un de ces cas de dyspepsie graisseuse que M. Bouchardat a décrits sous le nom de *pimélorrhée* (1).

Dans 4 cas, il n'y avait plus que des traces à peine sensibles de sucre.

Dans les 12 autres cas, la santé générale se soutenait, mais le sucre reparaissait de temps en temps, sous l'influence d'écarts de régime ou d'autres causes plus ou moins appréciables.

Il reste enfin une troisième catégorie de 27 observations où ne se trouve pas spécifiée l'époque où le diabète a été reconnu et le traitement méthodique commencé. 5 observations dépourvues de détails suffisants doivent être éliminées.

Sur les 21 malades qui restent, 2 n'ont subi aucun effet appréciable du

(1) Supplément à l'*Annuaire de thérapeutique*, 1861.

traitement; 3 n'en n'ont subi qu'une influence très-légère; 1, après avoir éprouvé en apparence d'assez bons résultats du traitement, est mort subitement quelque temps après; mais 16 ont présenté une amélioration considérable, tant de l'état général de la santé que de la proportion du sucre.

14 de ces malades ont été revus ultérieurement à Vichy.

Les effets négatifs ou à peine prononcés signalés à la première cure chez 5 malades ont pu être constatés de nouveau deux fois à une année de distance; 13 fois l'action favorable du traitement a été retrouvée à une ou plusieurs années d'intervalle. Dans tous ces cas, la maladie avait des retours, mais réduits, pour quelques-uns, à une très-faible apparence.

On voit quel est le caractère général de ces résultats :

Guérison exceptionnelle;

Influence très-formelle du traitement thermal sur les symptômes diabétiques, comme sur l'ensemble de la constitution;

Rechutes fréquentes, mais en général de peu de gravité, et, dans un bon nombre de cas, enrayement de la maladie, et maintien d'une santé très-supportable et compatible avec les exigences de la vie, sinon toujours avec des occupations très-fatigantes.

Sans doute, parmi les malades dont je n'ai pu poursuivre l'observation, la marche de la maladie n'a pas toujours dû être aussi satisfaisante. On pouvait prévoir qu'un traitement, qui n'exerce pas sur une maladie une action assez directe pour en déterminer la guérison, sauf par exception, doit se trouver souvent impuissant pour en entraver les progrès.

Cependant il ressort avec évidence, je crois, de l'ensemble des faits observés, que la combinaison du traitement thermal de Vichy avec le traitement diététique et certains agents de la médication tonique constitue aujourd'hui la médication la plus efficace du diabète, c'est-à-dire celle qui parvient à atténuer le plus formellement et le plus radicalement possible une maladie dont la

guérison absolue est dans tous les cas
fort difficile à obtenir (1).

Je ne saurais ici comparer les eaux de
Vichy, et notamment les sources d'*Hauterive* et des *Célestins*, à d'autres eaux
minérales qui pourraient intervenir uti-
lement dans le traitement du diabète,
les éléments d'une telle comparaison
faisant complétement défaut. Quant aux
bains de·mer, dont l'usage rend certainement de grands services à un bon
nombre de diabétiques, nous n'avons
pas encore obtenu des médecins qui
y exercent de renseignements un peu
significatifs à leur sujet.

Si j'y supplée par mon expérience
personnelle, je dirai : que les bains de
mer exercent une action beaucoup
moins directe que les eaux de Vichy sur
les symptômes diabétiques propres; que
leur action reconstituante dans les cas
appropriés paraît plus prononcée ; mais
que leur indication est beaucoup plus

(1) Nous parlons ici du *diabète diathésique*. Nous
signalerons plus loin des diabètes passagers et curables, auxquels ne s'appliquent pas ces remarques.

restreinte que celle des eaux minérales. L'excitation qu'ils déterminent dans certains cas, le défaut de réaction dans d'autres, sont des circonstances également redoutables.

Quant aux eaux de Vichy, bien plus faciles à manier que la médication marine, elles sont presque universellement bien tolérées par les diabétiques, alors qu'elles sont administrées avec une grande circonspection. Mais le diabète est une des maladies où leur usage exige le plus de direction et de surveillance, sous peine de conséquences fâcheuses, soit immédiates, soit consécutives.

II

L'examen de ces faits nombreux et des résultats obtenus par l'usage combiné du traitement diététique et du traitement thermal me paraît avoir une signification fort intéressante.

Il sera peut-être longtemps encore difficile de s'occuper du diabète, même sous une forme purement clinique, sans

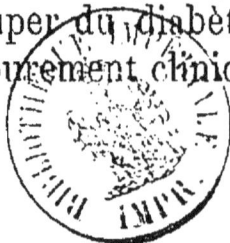

se demander : qu'est-ce que c'est que le diabète ? et par quel mécanisme unique, ou par quels mécanismes multiples, la glycose cesse-t-elle d'être assimilée, et ce défaut d'assimilation amène-t-il à la longue une cachexie irrémédiable ?

Les opinions des anciens médecins qui avaient observé le diabète sont nécessairement entachées d'erreur par suite de cette circonstance, qu'ils ne connaissaient que le diabète très-caractérisé, et n'apercevaient même le plus souvent que la cachexie diabétique, à laquelle ils avaient assigné la tuberculisation pulmonaire pour terme régulier, ignorant que le sucre pouvait se montrer dans l'urine dans toutes sortes de circonstances fort différentes de cette maladie considérable, toujours fatale à leurs yeux, et dont ils ne se retraçaient qu'un type uniforme.

Aussi les appréciations critiques de la théorie du diabète ne commencent-elles en général qu'aux travaux récents encore de MM. Mialhe et Bouchardat, et, si nous y ajoutons les faits nouveaux et considérables que les découvertes de notre éminent physiologiste, M. Cl. Bernard, sont venues apporter ici, elles n'ont guère encore trouvé à s'exercer sur d'autres sujets.

Cependant, il faut avouer que si nous devons à ces habiles observateurs d'importants éclaircissements sur les phénomènes de la digestion, spécialement en ce qui concerne la digestion des féculents, leurs recherches n'ont pas avancé beaucoup la pathogénie du diabète.

Les recherches de MM. Mialhe et Bouchardat, quelle que soit la différence qui sépare les propositions émises par ces deux chimistes, étaient de la même famille et procédaient d'un même point de départ. Ce point de départ était double : il s'appuyait sur le fait de la transformation physiologique de l'amidon en glycose pendant la digestion, et sur l'absence de tout autre mode de pénétration du sucre dans l'économie. Le premier fait était vrai ; le second manquait d'exactitude.

On peut résumer ainsi ce que les

deux théories avaient de commun et de contraire.

Le sucre contenu dans l'urine des diabétiques est emprunté à la fécule des aliments, et en est séparé par un ferment particulier, analogue à la diastase, et agent essentiel de la digestion des féculents. Elles s'accordent toutes deux sur ce point : mais voici où elles se séparent. Suivant l'une, la production de la glycose s'opérerait d'une manière identique chez les diabétiques et chez les personnes en bonne santé (Mialhe); tandis que, dans l'autre, on suppose une transposition du ferment de l'intestin dans l'estomac (Bouchardat); enfin si le sucre se retrouve en nature dans le sang et dans l'urine des diabétiques, M. Mialhe l'attribuait à l'insuffisance d'alcalinité du sang, et M. Bouchardat à l'excès de glycose produite dans un temps donné.

De ces deux explications, M. Bouchardat nous paraît peu disposé à soutenir aujourd'hui celle qui lui appartient; et quant à M. Mialhe, quel que soit l'intérêt qui s'attache à ses recher-

ches sur l'influence de l'alcalinité du
sang sur la destruction de la glycose,
la plus récente expression de ses opinions sur ce sujet (1) nous paraît revêtir
un caractère plutôt théorique qu'expérimental, et laisser au moins en suspens
sur ce sujet la question pathogénique
qui nous occupe.

On a pu croire un moment que les
magnifiques découvertes de M. Cl. Bernard relatives à la fonction glycogénique
du foie la résoudraient; mais il n'en
a pas été ainsi.

M. Bernard a démontré que la glycose,
séparée des féculents par l'action des
sucs salivaire et pancréatique, passait,
pour une partie au moins, par la veine-
porte pour traverser le foie et rentrer
dans le torrent circulatoire par les
veines sus-hépatiques. Il a constaté,
chose bien plus considérable encore,
que le foie n'était pas seulement un organe de transmission du sucre, mais
encore qu'il était un organe producteur

du sucre, c'est-à-dire qu'il sortait par les veines sus-hépatiques plus de sucre qu'il n'en était entré par la veine-porte, et surtout qu'alors qu'on avait réduit à néant l'introduction du sucre par l'alimentation, cet organe ne cessait d'en sécréter pendant un temps indéterminé.

Mais tout cela ne nous donne aucune idée des conditions qui président à la glycosurie elle-même. Sans doute, la première pensée a dû être que le foie recevant ou produisant par lui-même une grande partie du sucre qui pénètre dans la circulation générale, cet organe devait jouer un grand rôle dans la pathogénie et dans la pathologie du diabète : mais la clinique et l'anatomie pathologique n'ont pas répondu dans ce sens.

Je sais que M. Andral a signalé, il y a plusieurs années déjà, une hypérémie particulière du foie comme le caractère anatomico-pathologique du diabète. Je vois aussi, dans un ouvrage de M. Fauconneau-Dufresne (1), que M. de Cro-

_____

(1) *Guide du diabétique,* p. 98, 1841.

zant avait trouvé le foie *manifestement malade* chez 32 diabétiques, sur 41 dont il avait recueilli l'histoire. Mais l'observation commune me paraît tout à fait en désaccord avec les conclusions que l'on pourrait tirer de semblables assertions.

Pour mon compte, sur les 122 cas de diabète dont j'ai parlé plus haut, je n'ai constaté de maladie du foie que chez 4 individus.

Chez une femme de soixante ans, le diabète se montra dans l'hiver qui suivit un traitement subi à Vichy pour un engorgement du foie, presque entièrement disparu à la suite.

Chez une autre femme de cinquante-quatre ans, un engorgement énorme du foie survenu très-graduellement avait été traité plusieurs années de suite à Vichy, et avait en grande partie cédé quand survint une glycosurie assez caractérisée.

Chez un homme de cinquante-neuf ans, diabétique depuis deux ans, j'ai trouvé un engorgement volumineux, non reconnu précédemment, de toute

la partie gauche du foie. Une année
après, il y avait une diminution considérable de l'engorgement hépatique, et
il ne restait que de faibles traces du
diabète.

Enfin, un homme de soixante ans, à
qui j'avais donné des soins deux années
de suite pour un engorgement hépatique accompagné d'ictère qui m'avait
paru d'une certaine gravité, revint à Vichy une troisième année diabétique,
mais n'offrant plus de symptômes hépa-
tiques.

Chez tous les diabétiques dont il a
été question précédemment, j'ai cher-
ché à me rendre compte de l'état du
foie. Je n'ai point fait d'anatomie pathologique, il est vrai. Mais on voudra bien
admettre, en supposant même que
quelques cas pathologiques du foie
m'aient échappé, la valeur des résultats
négatifs que j'ai annoncés.

L'influence du système nerveux sur
la production du diabète est beaucoup
mieux établie. Le premier fait expérimental qui l'ait consacrée est l'exagéra-
tion de la production du sucre, et l'ap-

parition de ce principe dans l'urine, par la piqûre de la moelle allongée (1). Depuis on a vu également le sucre se montrer dans l'urine à la suite de lésions traumatiques du système nerveux central, même de lésions traumatiques qui n'intéressaient point le système nerveux central (2). Mais ces curieuses observations ne sauraient nous servir en rien pour édifier une théorie du diabète. Elles ne peuvent servir qu'à consacrer un des faits les plus généraux de la physiologie : c'est qu'il n'est aucun des phénomènes dont l'économie est le siége, qui puisse se soustraire à l'influence du système nerveux, ou, en d'autres termes, qui n'exige pour son accomplissement régulier l'intégrité au moins de la partie du système nerveux qui y préside spéciale-ment.

Nous nous trouvons donc en présence de données devenues récemment très-certaines, touchant la digestion des fé-culents et la production de la glycose.

(1) Cl. Bernard. *Leçons de physiologie expérimen tale*, 1855, p. 288.
(2) *L'Union médicale*, du 29 mars 1862. p. 581.

La digestion des féculents et la séparation de la glycose se font d'abord à l'aide des sucs salivaires (Mialhe), puis à l'aide du suc pancréatique (Bouchardat), lequel convertit à son tour en glycose les féculents échappés à la digestion salivaire ; enfin, le foie crée encore de la glycose, en dehors des matériaux alimentaires, comme si ce produit était si nécessaire que l'organisme dût être en mesure de suppléer au défaut d'introduction du dehors.

Mais s'il s'agit d'expliquer pourquoi cette glycose, qui doit se convertir ultérieurement en eau et en acide carbonique, se retrouve quelquefois en nature dans l'urine, les données qui précèdent ne peuvent plus nous servir.

Cherchons si nous ne trouverons pas, dans le domaine de la physiologie générale, quelques éclaircissements sur ce sujet.

Les trois principes alimentaires qui servent à la nutrition, albuminoïdes (azotés), féculents et graisseux, pénètrent dans l'organisme, c'est-à-dire dans le sang, après avoir subi l'élaboration

des sucs appropriés, les albuminoïdes
du suc gastrique, les féculents des sucs
salivaire et pancréatique, les graisses
du suc pancréatique, sous des formes
spéciales et par des voies spéciales :
les albuminoïdes sont convertis en chyle
par le suc gastrique et pénètrent par
les veines et les chylifères ; les graisses
sont émulsionnées par le suc pancréatique et pénètrent exclusivement par les
vaisseaux chylifères : les féculents,
convertis en glycose, pénètrent dans la
circulation générale, en partie et directement par les chylifères, peut-être par
les veines intestinales, en partie par la
veine-porte dans le foie, d'où ils sor-
tent par les veines sus-hépatiques, après
avoir subi dans cet organe une sorte
d'action émulsive.

C'est de ces principes, qui sont essentiellement les principes nutritifs, que
dérivent les phénomènes de la nutrition,
c'est-à-dire de la formation et de l'entretien de nos tissus.

On sait que les principes albuminoïdes ou azotés concourent le plus
directement à la rénovation des tissus

organiques, par l'entremise du plasma
et l'évolution de la cellule élémentaire ;
que la glycose fournit à l'organisme de
l'eau et de l'acide carbonique ; et que
la graisse, comprise avec la précédente
sous la dénomination moderne d'aliments respirateurs, fournit les mêmes
principes, sauf peut-être une contribu-
tion en nature à l'entretien des parties
graisseuses.

Voici une première série de faits que
nous pouvons considérer comme avérés.

Où s'opèrent ces diverses transformations, de l'azote en plasma, de la
glycose et de la graisse en acide carbonique et en eau ?

Ici l'observation commence à devenir
un peu moins précise.

Dans le sang lui-même sans contredit,
au moins pour la plus grande partie de
ces principes et pour la totalité de la
glycose, avec une rapidité variable.
Peut-être même reste-t-il une partie de
ces transformations à opérer au point
où le système circulatoire vient se con-
fondre avec nos tissus eux-mêmes ?

Mais quoiqu'il y ait à apprendre

encore sur ces différents sujets, nous
savons que, sinon la totalité, du moins
la plus grande partie des principes introduits par l'alimentation dans le sang
ont cessé, au bout d'un certain trajet
dans la circulation sanguine, d'être des
albuminoïdes, du sucre, de la graisse,
parce qu'ils ont abandonné au sang les
éléments chimiques qui les consti-
tuaient.

Or, il arrive que, dans certains cas,
ces principes albuminoïdes, sucrés,
graisseux, ne se détruisent ou ne se
transforment qu'incomplétement, et il
en résulte un encombrement qui donne
lieu à une série de phénomènes morbides, constituant ici la diathèse urique,
ici le diabète, là la polysarcie.

D'où cela provient-il ?

Cela ne provient pas d'un excès des
principes introduits en nature. On peut
être en proie à la diathèse urique (goutte
ou gravelle), alors qu'on a toujours fait
le moindre usage possible de l'alimentation azotée ; on peut être envahi par la
graisse, malgré le régime le plus contraire, et les diabétiques ne dominent

pas parmi les individus ou les popula-
tions qui font le plus grand usage des
féculents. Sans doute alors que la disposition morbide existe, l'usage prédo-
minant de tel ou tel aliment (physiologique) peut en activer les effets; à
plus forte raison leur influence se fera-
t-elle sentir si la maladie existait déjà.

Mais si le régime par abstinence du
principe dont l'évolution chimique est
perturbée se trouve salutaire, il est le
plus souvent impuissant à corriger cette
disposition vicieuse. Il est vrai qu'il est
impossible de constituer une alimentation absolument dépourvue de principes
azotés ou graisseux, ce qui d'ailleurs
serait incompatible avec la vie ; et que
si la suppression absolue des féculents
paraît seule possible, les propriétés
glycogéniques du foie la rendent jusqu'à
un certain point illusoire, en versant
incessamment de la glycose dans la
circulation.

Ce n'est donc pas l'excès des principes introduits qui rend leur transformation incomplète dans le sang. Ce ne
peut être que, ou leur qualité, ou le

défaut d'aptitude du sang lui-même à opérer ces transformations.

Il faut entendre par leurs qualités, la nature de l'élaboration qu'ils ont subie dans l'appareil digestif.

A mesure que nous avançons dans cette analyse, nous rencontrons des faits d'un ordre moins pénétrable, et nous sommes contraint de donner place à des suppositions.

Peut-on admettre que, si les principes albuminoïdes, sucrés ou graisseux, ne se détruisent pas dans le sang, c'est que leur élaboration par les sucs gastrique, ou salivaire, ou pancréatique, aura été vicieuse ou incomplète?

Sous le rapport clinique, la réponse doit être franchement négative. Non pas qu'il n'arrive dans beaucoup de circonstances que les fonctions digestives ne soient altérées de telle sorte que l'on puisse supposer que les évolutions chimiques qui s'y opèrent, ne soient troublées elles-mêmes. Mais je dis que l'ensemble des faits cliniques ne permet pas de s'arrêter à cette idée, que le point de départ de la diathèse

urique, du diabète ou de la polysarcie,
soit dans les voies digestives.

Ce serait donc à la physiologie chimique de nous fournir des données sur
ce sujet. La théorie du diabète proposée
dans le principe par M. Bouchardat,
rentrait dans cet ordre de faits. Mais,
en réalité, la physiologie chimique est
aussi muette à ce sujet que la clinique (1). Je n'ai pas besoin de rappeler
en ce moment les résultats négatifs
fournis par la considération de l'appareil hépatique.

On admet assez unanimement que
c'est dans le sang lui-même qu'il faut
chercher la cause des phénomènes que
nous cherchons.

(1) Un médecin allemand, M. Griesinger, a sou-
tenu cependant que le diabète dépend, souvent au
moins, d'une altération de la muqueuse stomacale,
ou des sécrétions gastro-intestinales, et que l'on n'a
pas accordé assez d'attention aux assertions de
M. Bouchardat. Je suis moi-même très-disposé à
accepter ce point de vue pathogénique, mais non
encore comme démontré. Seulement, je crois qu'il
ne devra jamais être appliqué qu'à certains faits par-
ticuliers, et qu'il ne saurait être généralisé dans la
pathogénie du diabète. (*Archiv. für physiol. Heilk.*,
t. I, 1859, analysé dans *l'Union médicale* du
28 mars 1862.)

Or, nous savons que ces phénomènes, considérés dans leur cercle chimique, sont des phénomènes d'oxydation, c'est-à-dire exigent la présence d'une proportion suffisante d'oxygène. Nous savons, d'autre part, qu'ils réclament un milieu alcalin, et par suite la présence d'une proportion suffisante de soude.

Nous ne prétendons pas nier d'une manière absolue la part que telle ou telle modification chimique appréciable du sang peut apporter à la manifestation de phénomènes dépendant d'une oxydation imparfaite des principes nutritifs introduits dans la circulation.

Les relations qui existent entre les obstacles apportés à la respiration et l'apparition du sucre dans l'urine n'en sont-elles pas un témoignage? L'influence contraire de l'exercice musculaire sur l'apparition de l'acide urique n'en est-elle pas un autre?

Mais le diabète et la gravelle urique existent également en présence d'une parfaite intégrité de la respiration, comme en dépit de toute l'activité im-

2*

primée par l'hygiène aux conditions qui assurent l'oxygénation la plus parfaite du sang.

Quant au défaut de suffisante alcalinité du sang, ce n'est pas un médecin de Vichy qui peut ignorer le rôle qu'on lui a fait jouer dans bien des états morbides, ainsi qu'aux applications de la médication *dite alcaline.* Je ne puis oublier d'ailleurs qu'un savant chimiste, M. Mialhe, a fait de cette circonstance le sujet d'études particulières et d'un extrême intérêt (1). Mais je dois me hâter d'ajouter qu'aucun fait expérimental ne justifie la généralisation de cette hypothèse dans le diabète et dans la gravelle urique, ni surtout dans l'interprétation du mode d'action de la médication dite alcaline.

Ainsi, à mesure que nous avançons, l'observation directe nous abandonne, parce que nous nous engageons sur un

(1) Mialhe, *Nouvelles recherches sur la cause et le traitement du diabète sucré ou glucosurie,* 1840. Voyez aussi *Annales de la Société d'hydrologie médicale de Paris,* t. I, p. 47, et t. II, p. 429.

terrain qui ne nous a pas encore été ouvert.

Nous voyons bien le point où les albuminoïdes, les féculents, les graisses, viennent se mêler au sang ; nous voyons également celui où ils cessent d'y exister, du moins sous leur forme élémentaire ; nous savons ce qu'ils y sont devenus à l'état physiologique ; mais nous ne savons pas pourquoi ils s'y maintiennent à l'état pathologique.

Et nous en saurions davantage, nous saurions que c'est le défaut d'oxygène ou le défaut d'alcalinité du sang qui y présiderait, que la question pathogénique resterait encore : pourquoi ce défaut d'oxygénation ou d'alcalinité ?

C'est qu'ici les phénomènes d'affinité et de transformation chimique se trouvent sous la dépendance de phénomènes vitaux. C'est dans un milieu organisé qu'ils se passent ; et un terme du problème nous échappe, et nous échappera peut-être toujours ; il faut cependant chercher à s'en rapprocher le plus possible.

L'objet de ces remarques est d'ap-

peler l'attention sur le lien de parenté
qui unit entre elles les espèces pathologiques que je viens de rapprocher.

Sans doute, la manière dont l'organisme est influencé par chacune d'elles
n'est pas uniforme.

Le développement graisseux agit surtout par la gêne et la compression qu'il
exerce sur les organes. Aussi ne lui
attribue-t-on un caractère pathologique
que lorsqu'il a atteint un degré considérable et en quelque sorte excep-
tionnel.

La gravelle urique n'entraîne géné-
ralement de conséquences graves que
par les désordres qu'elle peut amener
dans un appareil qu'elle traverse, l'ap
pareil urinaire.

La goutte trouble déjà la santé beaucoup plus profondément, et il n'est
même pas nécessaire qu'elle dévie de
sa marche régulière pour entraîner par
elle-même un état cachectique.

Le diabète est de tous ces états morbides celui dont le retentissement est
le plus profond et amène le plus sûre-

ment la cachexie, c'est-à-dire l'épuise-
ment de l'organisme.

Cela est sans doute en rapport avec
le besoin qu'a l'économie de chacun de
ces principes, et avec le degré de
souffrance qui résulte des conditions
réfractaires à leur incorporation.

Mais ce qu'ils ont de commun, ces
trois états morbides, c'est que leur
origine appartient à chacun des principes qui président essentiellement à là
nutrition, et que leur caractère primor-
dial est le défaut d'assimilation de l'un
de ces principes.

Ce qu'ils ont de commun encore,
c'est que le trouble fonctionnel qui
constitue leur manifestation essentielle,
au moins l'apparition du sucre et celle
des sédiments uriques dans l'urine,
car l'existence en excès de la graisse se
traduit d'une autre façon, peut se
montrer isolément, passagèrement, et
en dehors de la maladie que caractérise
leur manifestation constante ou habi-
tuelle.

De telle sorte qu'il peut y avoir ap-
darition d'acide urique ou de sucre dans

l'urine, sans qu'il existe de gravelle ou de diabète.

C'est ainsi que les manifestations élémentaires de la gravelle (sédiments uriques) se reproduisent en dehors de toute prédisposition, sous l'influence d'un trouble apporté à l'organisme par une cause accidentelle quelconque : causes affectives, fatigues, course prolongée, veilles, dérangement dans le régime.

Puis il y a des individus chez qui ce même phénomène se reproduit avec une facilité particulière et sous une forme très-prononcée, pour la moindre cause occasionnelle, sans qu'il existe encore de maladie : cela paraît tenir au caractère général de la constitution.

Enfin il y a d'autres individus chez qui ces manifestations existent en vertu d'une disposition formelle et indépendante de toute cause occasionnelle ou déterminante, disposition souvent héréitaire et développée à un degré morbide. On dit alors qu'il existe une diathèse.

Ainsi, apparitions accidentelles, sous

l'influence de causes particulières ; apparitions fréquentes et faciles sous l'influence de causes quelconques, et par suite d'une disposition constitutionnelle ; apparitions essentielles et sans causes occasionnelles, sous l'influence d'un véritable état diathésique ; tels sont les trois degrés sous lesquels nous pouvons étudier les manifestations de la gravelle. Ces manifestations n'existent dans leur entier développement que dans le troisième degré ; elles existent à un état tout élémentaire dans le premier. Et peut-être, quand elles viennent à se développer et à se montrer d'une manière continue, cela tient-il simplement aux mêmes conditions organiques, mais prononcées et permanentes, qui, passagères et à un degré léger, en déterminaient ce que nous en avons appelé les manifestations élémentaires.

Ne voit-on pas de même le sucre apparaître dans l'urine sous l'influence d'une gêne accidentelle de la respiration, d'une lésion traumatique des centres nerveux, ou même d'autres régions, de causes affectives même (Cl. Bernard),

en dehors du diabète? Et qui peut af-
firmer que des recherches plus ex-
presses ne montreront pas bien d'autres
apparitions accidentelles de la glycose
dans l'urine, rapprochant encore davantage le caractère de ces apparitions de
celles des sédiments uriques ?

Mais tout autre est la *maladie*, que
nous appellerons alors gravelle, ou diabète, ou diathèse urique ou diathèse
glycosurique. Ici le désordre fonctionnel
est permanent par le fait d'une cause
organique que nous supposons, sans
la connaître, par une nécessité phi-
losophique. C'est le germe de la maladie,
c'est quelque chose qui est par delà les
affinités chimiques, comme par delà
le blastème lui-même, et qui préside
à tous les actes de l'organisme sain ou
malade.

Je termine cette étude comparative
par un dernier ordre de considérations
emprunté à la thérapeutique, car c'est
là, en réalité, je dois le dire, ce qui m'a
conduit à l'ordre d'idées que je viens
de développer.

Appelé par les circonstances spéciales

de ma pratique à mettre en usage un traitement identique, le traitement thermal de Vichy, dans le diabète, dans la diathèse urique, dans la polysarcie, j'ai été frappé de l'identité presque absolue des résultats que j'en obtenais, et pour leur caractère et pour leur portée, dans ces divers états morbides.

Les résultats thérapeutiques que j'ai exposés à propos du diabète, j'aurais à les exprimer presque dans les mêmes termes, à propos de la gravelle, de la goutte et de la polysarcie.

Dans aucune de ces grandes maladies de la nutrition, le traitement de Vichy ne se montre comme une médication spécifique, dans aucun, peut-être, il n'apporte par lui-même la guérison, mais, dans tous, il apporte une atténuation comparable.

Dans tous les cas où l'ancienneté de la maladie, une intensité excessive de la cause morbide, des complications fortuites, des conditions hygiéniques hostiles, ne viennent pas frapper toute intervention thérapeutique de stérilité, une atténuation considérable est la

règle. Elle est la règle pour la goutte,
comme pour le diabète, comme pour la
gravelle. Cette atténuation assurée s'obtient alors que toute autre médication
méthodique avait épuisé ses effets : je ne
compare pas ici les eaux de Vichy aux
autres eaux minérales ; je les prends
pour type de la médication thermale.

Sans doute on voit des diabètes, des
gravelles, des gouttes même disparaître :
mais on peut dire que la règle est que
la goutte, la gravelle, le diabète ne
guérissent pas. On peut les réduire à leur
plus simple expression, mais on n'en
obtient pas pour cela la guérison.

Sans doute encore des manifestations
afférentes à la goutte, à la gravelle, au
diabète, peuvent apparaître fortuitement
et disparaître. Mais je parle de ces maladies confirmées. Que si d'heureuses
exceptions peuvent être rencontrées,
nous ne devons encore une fois nous
arrêter qu'à l'ensemble des faits.

Quel est donc ici le rôle des eaux de
Vichy? Nous ne saurions entrer en
ce moment dans cet autre sujet de
recherches, où nous rencontrerions de

nouvelles difficultés, si nous voulions
nous tenir dans le cercle d'une observation sévère.

Je me contenterai de le formuler, ce
rôle, dans la proposition suivante qui
est la seule expression possible des faits
thérapeutiques auxquels je fais allusion :
les eaux de Vichy tendent à régulariser
les troubles survenus dans l'assimilation
des principes nutritifs, protéiques ou
respirateurs, introduits dans la circulation sanguine.

Associées aux conditions d'hygiène
et de diététique en particulier, qui sont
exigées par le désordre spécial existant
dans l'assimilation des principes azotés,
ou graisseux, ou féculents, elles four-
nissent au traitement de ces maladies
de la nutrition un ordre de ressources
que l'on ne rencontre dans aucun autre
ordre thérapeutique.

Leurs effets y sont du reste. d'autant
plus apparents que l'état pathologique
survenu est plus simple dans ses manifestations : très-prononcés dans la gravelle urique, qu'ils réduisent en général
facilement à sa plus simple expression,

ils sont presque aussi sensibles dans le diabète, tout en atteignant beaucoup moins profondément le principe même de la maladie. Dans la goutte, la médication thermale fournit des résultats moins assurés, parce que la maladie rêvet ici des formes beaucoup plus compliquées. Quant à la polysarcie, c'est certainement sur elle qu'elle a le moins de prise, bien que l'on y retrouve des traces prononcées de son action correctrice sur les désordres de la nutrition.

Les considérations pathogéniques que je viens d'exposer ne s'appliquent certainement pas à tous les cas de diabète.

Le professeur Cl. Bernard a appuyé dans le principe la pathogénie générale du diabète sur un accroissement effectif du sucre du foie, et hors de proportion avec les matériaux du sang qui peuvent servir à sa destruction. Il est probable, car ce point de pathologie réclame encore quelques démonstrations, que certains diabètes d'une durée limitée reconnaissent une pareille origine. Ce sont là des diabètes curables, comme sont curables les diabètes qui résultent d'un trouble apporté dans l'innervation ou dans la respiration, lorsque les circonstances pathologiques qui les ont fait naître ont disparu.

Mais autres sont les diabètes dont je me suis occupé, et auxquels la dénomination de diathèse glycosurique me paraît devoir s'appliquer, comme celui de diathèse urique et de diathèse graisseuse aux faits qui m'ont servi de sujet de rapprochement.

Je m'arrête ici en priant le lecteur de vouloir bien saisir la portée de ces observations. Je n'ai pas eu la prétention d'apporter une théorie nouvelle du diabète.

J'ai voulu seulement proposer un rapprochement qui me paraît de nature à imprimer une direction plus saine à l'étude de cette maladie.

Je me suis attaché à faire la part précise des faits acquis et de ceux qui nous manquent. La physiologie d'aujourd'hui, celle dont M. Pidoux célébrait dans un écrit récent la marche

lumineuse (1), précédera sans doute
pour le reste, comme elle l'a fait jusqu'à présent, l'œuvre des cliniciens.
Notre part est de mettre à profit tous ses
enseignements, et de faire concorder
le plus exactement possible nos efforts
avec les siens, pour éclairer ces ques-
tions si dignes d'intérêt, comme études
spéculatives et surtout comme appli-
cation.

(1) *L'Unité de l'organisme selon l'ancienne anatomie et selon l'anatomie nouvelle*, par M. Pidoux,
dans *l'Union médicale* du 22 mars 1862.

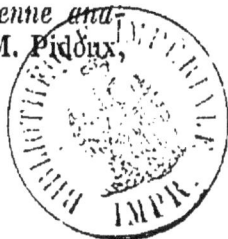

13075 Paris. — Imp. Renou et Maulde, rue de Rivoli, 144

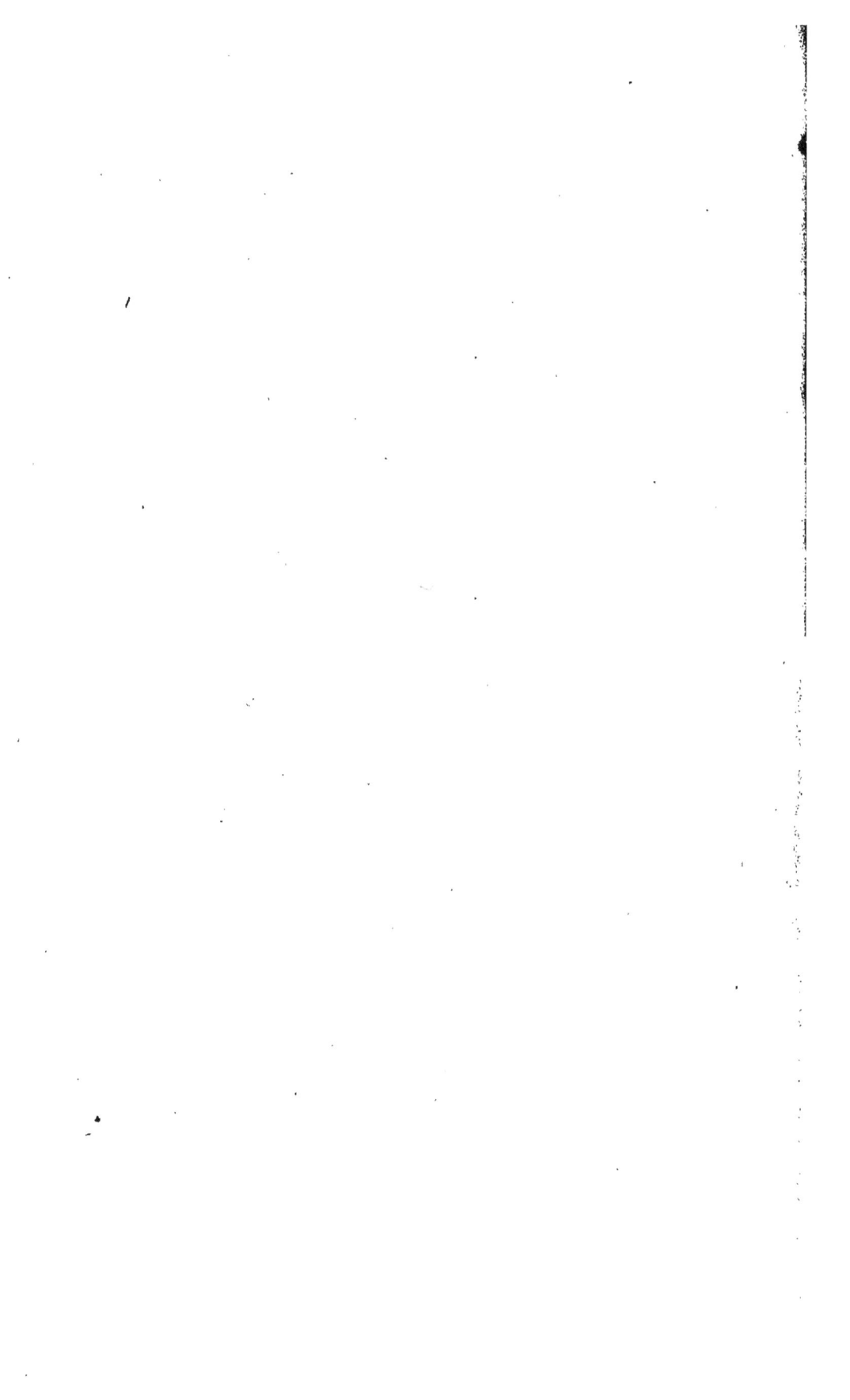

PRINCIPAUX OUVRAGES DU MÊME AUTEUR

Se trouvent chez J.-B. Baillère et Fils, 19, rue Hautefeuille,
et chez Germer Baillère, 17, rue de l'École-de-Médecine

———

Traité du ramollissement du cerveau (Ouvrage
couronné par l'Académie royale de médecine), 1843, 1 vol.
in-8° de 526 pages.

Des Eaux de Vichy considérées sous les rapports
clinique et thérapeutique, et spécialement dans les
maladies des organes de la digestion, la goutte et les maladies de l'Algérie, 1851, 1 vol. in-8 de 225 pages.

Lettres médicales sur Vichy, 1855, 1 vol. gr. in-18.

Traité clinique et pratique des maladies des
vieillards, 1854, 1 vol. in-8 de 900 pages.   9 fr.

Dictionnaire général des Eaux minérales, et
d'Hydrologie médicale, par MM. Durand Fardel,
Le Bret et Lefort, avec la collaboration de M. J. François,
ingénieur en chef des Mines (Ouvrage couronné par l'Académie impériale de Médecine), 1860, 2 vol. de 1,664 pages.
                                        20 fr.

De la Goutte et de son traitement par les eaux
minérales, et en particulier par celles de Vichy, 1861,
broch. in-8 de 47 pages.   1 fr.

Lettres à M. le professeur Trousseau sur le traitement de la goutte par les eaux de Vichy, 1861, broch.
gr. in-18.   1 fr.

Traité thérapeutique des Eaux minérales de la
France et de l'Étranger, et de leur emploi dans les maladies chroniques. Deuxième édition, 1862, 1 vol. in-8 de
773 pages.   9 fr.

Le Diabète, son traitement par les eaux de Vichy, et sa
pathogénie, 1862, broch. gr. in-18.   1 fr.

COMPAGNIE

DES

EAUX THERMALES

DE

VICHY

ADMINISTRATION

22, Boulevart Montmartre

A PARIS

S'ADRESSER, SUIVANT LA LOCALITÉ

à PARIS ou à VICHY

A l'Etablissement thermal

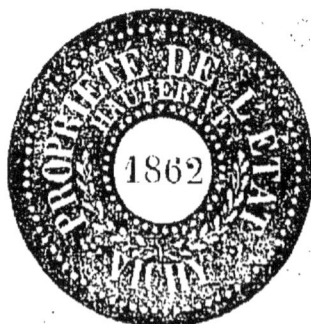

PRODUITS NATURELS

DE

VICHY

EXTRAITS DES EAUX

SOUS LA

SURVEILLANCE DES AGENTS DU GOUVERNEMENT

ET LE

CONTRÔLE DE L'ÉTAT

			PRIX	
			fr.	c.
SELS POUR BAINS				
1/2 rouleau............	250	GRAMMES.	1	»
Rouleau...............	500	—	1	50
Flacon grès............	500	—	2	»
SELS POUR BOISSON				
Flacon grès..................			4	»
Boîte de 50 paquets (chaque paquet pour un litre d'eau)..................			5	»
PASTILLES DIGESTIVES				
1/2 boîte.............	70	GRAMMES.	1	»
Boîte..	140	—	2	»
Boîte.....	500	—	5	»

EAUX MINÉRALES NATURELLES

LOCALITÉS DES SOURCES

Alet	Ferrugineuse froide	Aude.
Auteuil	Ferrugineuse froide	Seine.
Balaruc	Saline thermale	Hérault.
Baréges	Sulfureuse thermale sodique	Hautes-Pyrénées.
Birmenstorff	Purgative	Allemagne.
Bondonneau	Alcaline sulfureuse	Basses-Pyrénées.
Bonnes	Sulfureuse sodique thermale	Drôme.
Bourbonne-les-Bains	Saline thermale	Haute-Marne.
Bourboule (La)	Chlorurée sodique	Puy-de-Dôme.
Bussang	Alcaline froide ferrugineuse	Vosges.
Carlsbad	Saline thermale	Bohême.
Cauterets	Sulfureuse thermale	Hautes-Pyrénées.
Challes	Sulfureuse alcaline iodo-bromurée	Savoie.
Chateldon	Acidule gazeuse	Puy-de-Dôme.
Condillac	Acidule gazeuse	Drôme.
Contrexeville	Alcaline ferrugineuse froide	Vosges
Cransac	Ferro-manganésienne	Aveyron.
Ems	Bicarbonatée sodique	Nassau.
Enghien	Sulfureuse calcaire froide	Seine-et-Oise.
Evian	Alcaline froide	Savoie.
Friedrichshall	Saline thermale purgative	Saxe.
Forges	Ferrugineuse froide	Seine-Inférieure.
Grandrif	Alcaline gazeuse	Puy-de-Dôme.
Heilbrunn	Saline iodurée bromurée	Pologne.
Hombourg	Iodurée	Bavière.
Kissingen (Saint-Rakoczy)	Alcaline gazeuse	Id.
Kreusnack	Chlorurée sodique	Prusse.
Labassère	Sulfatée sodique froide	Hautes-Pyrénées
La Malou	Alcaline ferrugineuse	Hérault.
Marienbad	Sulfate sodique	Bohême.
Mont-Dore	Alcaline thermale	Puy-de-Dôme.
Nauheim	Chlorurée sodique	Hesse-Electorale.
Niederbrunn	Saline laxative	Bas-Rhin.
Orezza	Ferrugineuse froide	Corse.
Passy	Ferrugineuse froide	Seine.
Pierrefonds	Sulfureuse calcaire froide	Oise.
Piombières	Alcaline thermale	Vosges.
Pougues	Alcaline gazeuse	Nièvre.
Pullna	Saline purgative	Bohême.
Renaison	Alcaline gazeuse	Loire.
Rippolisau	Ferrugineuse gazeuse	Forêt Noire
Saint-Alban	Bicarbonatée sodique	Loire.
Saint-Galmier	Bicarbonatée calcaire	Id.
Saint-Pardoux	Alcaline ferrugineuse froide	Allier.
Schwalbach	Ferrugineuse gazeuse	Nassau.
Schwalheim	Acidule gazeuse	Hesse-Electorale.
Sedlitz	Saline purgative	Bohême.
Seltz ou Selters	Acidule gazeuse	Nassau.
Soultzbach	Alcaline ferrugineuse froide	Haut-Rhin.
Soultzmatt	Alcaline gazeuse	Id.
Spa	Acidule ferrugineuse	Belgique.
Vals	Bicarbonatée sodique	Ardèche.
Vichy	Alcaline bicarbonatée	Allier.
Vittel	Alcaline ferrugineuse	Vosges.

CONTROLE DE L'ÉTAT

APPOSÉ SUR LES

PRODUITS NATURELS DE VICHY

Les Produits naturels de Vichy ne se vendent que sous la marque du **Contrôle de l'État.**

Ce contrôle a pour objet de certifier que les Sels pour *Bains* et *Boissons*, et ceux servant à la fabrication des *Pastilles digestives*, sont réellement extraits des sources et employés sous la surveillance de l'État (arrêté ministériel du 17 mars 1857).

La BANDE et le CACHET DU CONTROLE sont sur les Produits, comme la CAPSULE sur la Bouteille, la garantie offerte au public contre les PRÉPARATIONS ARTI-FICIELLES DITES DE VICHY.

CONTRÔLE

DE L'ÉTAT,

ARRÊTÉ MINISTÉRIEL
du 2 Mars 1857.

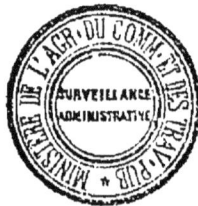

EXTRACTION ET EMPLOI
DES
SELS NATURELS
DE
VICHY

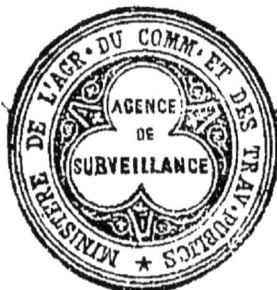

MINISTÈRE DE L'AGR. DU COMM. ET DES TRAV. PUB.
SURVEILLANCE ADMINISTRATIVE

MINISTÈRE DE L'AGR. DU COMM. ET DES TRAV. PUBLICS
AGENCE DE SURVEILLANCE

TIRE-BOUCHON

POUR LE

DÉBOUCHAGE

Des Bouteilles

D'EAU MINÉRALE

PRIX : **5** FRANCS.

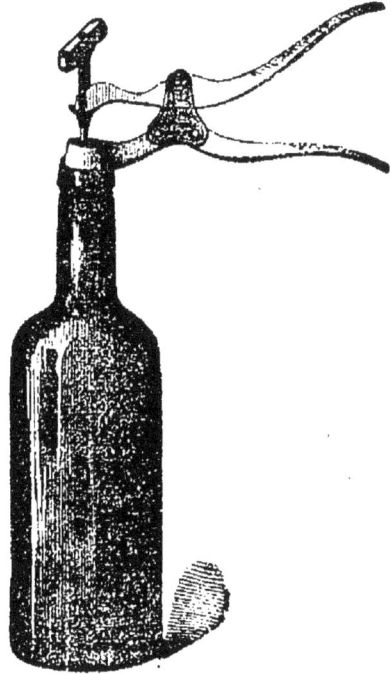

La perfection dans le bouchage est une des conditions essentielles de la conservation des Eaux minérales transportées ; mais la conséquence des précautions prises est souvent un débouchage presque impossible.

Cette invention consiste dans un levier s'ajustant au tire-bouchon et prenant son point d'appui sur le goulot. Avec une très-légère pression de la main, le bouchon s'enlève sans effort et sans secousse, et les dépôts ou les gaz ne sont pas mis en mouvement.

Ce tire-bouchon s'expédie sur demande dans les caisses d'Eaux minérales ou par la poste, moyennant l'envoi du prix en un mandat ou en timbres-poste.

13075 Imprimerie de Renou et Maulde, rue de Rivoli, 144

L'Établissement thermal est ouvert toute l'année.

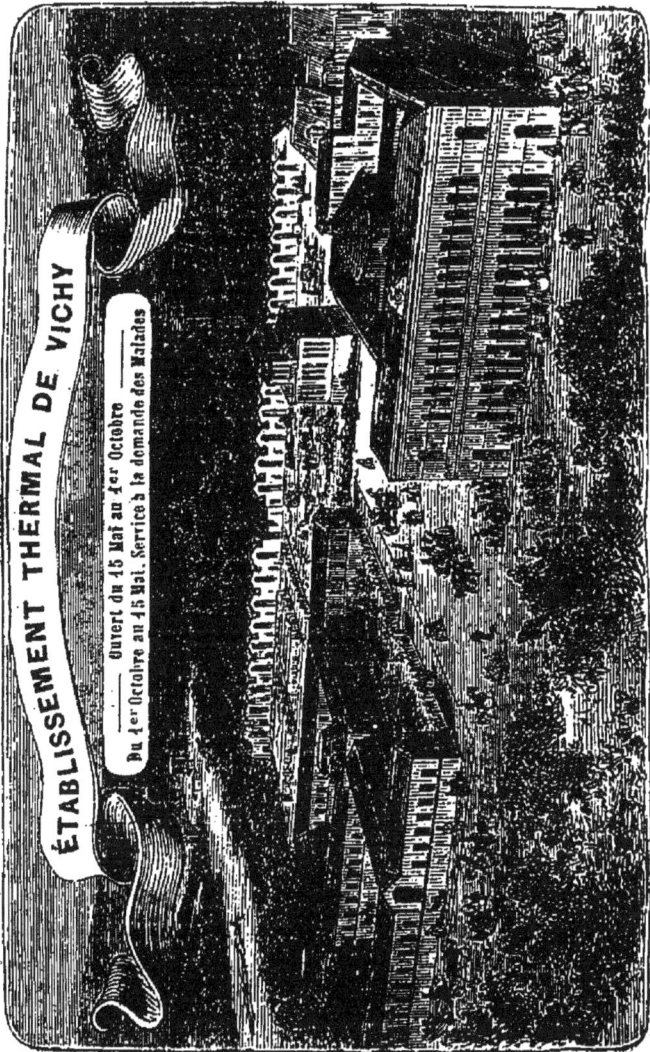

PROPRIÉTÉ DE L'ÉTAT

ÉTABLISSEMENT THERMAL DE VICHY

Ouvert du 15 Mai au 1er Octobre
Du 1er Octobre au 15 Mai, Service à la demande des Malades

Tous les renseignements sur les services, heures de bain, départs de
chemin de fer, hôtels, maisons meublées, etc., etc., sont adressés gratui-
tement à toute demande affranchie. Écrire FRANCO à l'administration de la
Compagnie des Eaux thermales,— à Paris, 22, boulevart Montmartre,
ou à Vichy, à l'Établissement thermal.

www.ingramcontent.com/pod-product-compliance
Lightning Source LLC
Chambersburg PA
CBHW050527210326
41520CB00012B/2469